MONOGRAPHIE

DE

LA DENT DE SIX ANS,

Par le Dr E. ANDRIEU,

Président de l'Institut odontotechnique de France,
Président honoraire de la Société odontologique,
Dentiste de l'hospice des Enfants assistés et de la Maternité,
Professeur de clinique à l'École Dentaire de France.

Prix : 2 francs.

PARIS

OCTAVE DOIN, ÉDITEUR

8, Place de l'Odéon, 8.

1887

MONOGRAPHIE

DE LA DENT DE SIX ANS.

MONOGRAPHIE

DE

LA DENT DE SIX ANS,

Par le Dr E. ANDRIEU,

Président de l'Institut odontotechnique de France,
Président honoraire de la Société odontologique,
Dentiste de l'hospice des Enfants assistés et de la Maternité,
Professeur de clinique à l'École Dentaire de France.

Prix : 2 francs.

PARIS

OCTAVE DOIN, ÉDITEUR

8, Place de l'Odéon, 8.

1887

L'objet de ce Mémoire est de démontrer :

1° Qu'aux points de vue anatomique, physiologique et pathologique, la première grosse molaire permanente, ou dent de six ans, doit être considérée comme une *dent de transition;*

2° Que la dent de sagesse, bien qu'elle ne vienne pas occuper la place laissée vide par la dent de six ans extraite, peut cependant, *au point de vue pratique*, et à cause des rapports pathologiques qui existent entre ces deux dents, être envisagée comme la dent de remplacement de la première grosse molaire;

3° Enfin, que les cas sont fort nombreux où la dent de six ans *peut et doit être extraite*, au grand avantage de l'arrangement et de la santé du reste de la denture.

MONOGRAPHIE
DE LA DENT DE SIX ANS.

Origine de la dent de six ans.

« La première grosse molaire permanente, dit Goodsir, est la dent la plus remarquable chez l'homme, en ce qu'elle forme une transition entre la dentition de lait et la dentition permanente. Considérée anatomiquement et dans son développement dans le sillon dentaire primitif, en tant que papille et follicule, elle est une dent de lait; considérée physiologiquement, c'est-à-dire au point de vue des fonctions de mastication dans l'âge adulte, elle est une dent permanente » [1].

Reprenant cette idée de Goodsir, nous allons essayer de la développer et surtout d'en développer les conséquences en ce qui concerne l'arrangement des dents, la pathologie et la prophylaxie de ces organes.

Sans passer ici en revue la théorie de Goodsir pas plus que les travaux de Kölliker, Waldeyer, Kollmann, etc., sur l'origine et la formation des dents, ce qui serait fort long et nous entraînerait au delà de notre sujet, nous nous contenterons de puiser dans les travaux de Legros et Magitot [2] et dans ceux de Ch. Tomes [3], qui font actuellement autorité dans la science, les notions qui peuvent venir à l'appui des idées que nous

[1] *On the pulps and sacs of the human teeth.* Edin. med. and surg. Journal, janv. 1839.

[2] CH. LEGROS et EM. MAGITOT. — *Origine et formation du follicule dentaire chez les mammifères.* Paris, 1873.

[3] CH. TOMES. — *Traité d'Anatomie dentaire, humaine et comparée.* Traduction du Dr L. CRUET. Paris, 1880.

émettons, dans ce Mémoire, sur la nature et le rôle de la dent de six ans.

Le mode de genèse des dents permanentes n'est pas le même suivant que telle dent permanente a été précédée d'un follicule temporaire correspondant, ou que telle autre est apparue au sein des mâchoires en l'absence de toute dent temporaire préalable. Or, les dents permanentes se divisent en dents de remplacement, au nombre de vingt, et en dents permanentes proprement dites, au nombre de douze, de sorte qu'il nous faut étudier séparément l'origine de ces deux catégories de dents.

D'après Legros et Magitot, il existe toujours au niveau du point de jonction de chaque cordon primitif avec l'organe de l'émail de la dent temporaire correspondante, un bourgeon en forme de cylindre plus ou moins renflé à son extrémité, dirigé plus ou moins verticalement vers la partie profonde des mâchoires, entre la paroi alvéolaire et le follicule primitif, sur la face interne de celui-ci. Ce n'est qu'un véritable diverticulum du cordon primitif, première ébauche des vingt dents de remplacement. Il s'enfonce profondément dans la gouttière dentaire pour s'isoler des follicules primitifs sur le point même qui a été le siège de sa naissance.

Le follicule primitif devient ainsi indépendant de toute connexion de voisinage et continue son évolution individuelle, tandis que le bourgeon secondaire reste adhérent au cordon primitif et, par lui, à la lame épithéliale et à la muqueuse.

Le renflement terminal du cordon secondaire devient organe de l'émail, le bulbe naît bientôt dans la dépression de cet organe, la paroi folliculaire se montre à la base du bulbe, s'élève sur les côtés et atteint le sommet du nouvel organe de l'émail pour s'y fermer. Le cordon secondaire se rompt à son tour, et le follicule secondaire se trouve entièrement isolé de toutes connexions, absolument comme le follicule primitif, pendant les phases ultérieures de son évolution.

Tel est le mode d'origine des follicules des vingt dents de remplacement; mais, pour les dents permanentes qui naissent d'emblée en arrière de la série des dents caduques, il n'en est plus ainsi.

La première grosse molaire permanente, dont on voit déjà le

follicule assez développé pendant la vie fœtale, naît, et c'est là le point essentiel à notre sujet, d'un cordon épithélial qui prend directement son origine à la *lame épithéliale*.

Ce cordon pénètre au sein du tissu embryonnaire dans une région où il ne rencontre aucun follicule antérieur. *Il est donc exactement dans le même cas que le follicule des dents de lait.*

Pour la deuxième grosse molaire, il n'en est pas ainsi : sa genèse s'opère par le même mécanisme que celle des dents de remplacement ; c'est-à-dire que la première grosse molaire joue, par rapport à elle, le même rôle que les dents de lait par rapport aux dents de remplacement.

C'est, en effet, par un diverticulum du cordon de la première grosse molaire que se produit le follicule de la seconde ; seulement, le cordon épithélial ne prend pas la direction descendante ou verticale, mais se porte horizontalement pour s'infléchir au delà du follicule et se placer au bout de la rangée. Pour la troisième grosse molaire ou dent de sagesse, le mécanisme est analogue à celui que nous venons d'indiquer, c'est-à-dire que le cordon qui donne naissance à l'organe de l'émail est une émanation du cordon de la dent de douze ans.

Donc, en résumé, pour Legros et Magitot, le follicule de la première grosse molaire permanente *naît, comme celui des dents de lait*, de la *lame épithéliale*, tandis que chacune des deux dernières molaires dérive directement de celle qui la précède. La première molaire née de la lame épithéliale reste par son cordon le point de départ des dernières générations de follicules.

Le follicule de la première grosse molaire apparaît à la quinzième semaine de la vie fœtale, c'est-à-dire peu après les follicules temporaires et n'achève son évolution qu'à la sixième année. Le début du follicule de la deuxième molaire permanente, ou prolongement cylindrique provenant du cordon épithélial de la première molaire permanente, apparaît vers le troisième mois de la naissance ; celui de la troisième molaire, qui se détache du cordon de la deuxième molaire, n'apparaît que vers la troisième année.

Pour Ch. Tomes, les vingt dents permanentes qui sont précédées par les dents temporaires naissent d'une portion du germe de ces dernières, les douze vraies molaires seules ont une origine distincte :

Vers la seizième semaine de la vie intra-utérine, du collet de cellules qui unit l'organe de l'émail du germe de la dent temporaire au stratum de Malpighi, bourgeonne un second prolongement réfléchi de l'épithélium dont l'aspect rappelle le premier rudiment du germe de la dent temporaire ; ce prolongement descend sur le côté interne du sac de la dent temporaire et, par une série de modifications en tout semblables à celles qui aboutissent à la formation du germe de la dent temporaire, il se transforme en germe de la dent permanente.

Le germe de la première molaire permanente se développe au bout de la seizième semaine par un bourgeonnement analogue de l'épithélium, *sur le prolongement de la lamelle épithéliale primitive d'où les germes temporaires de l'émail ont pris naissance.*

La deuxième molaire permanente naît du collet de l'organe de l'émail de la première molaire permanente, mais à une époque éloignée (trois mois après la naissance).

Enfin le germe de l'émail de la dent de sagesse se développe également aux dépens du collet du germe de la deuxième molaire permanente, mais plus tard (vers trois ans).

Que la théorie de Goodsir soit erronée, en ce sens que le sillon qu'il a décrit n'existe, ainsi que le dit Magitot, qu'en apparence, par suite d'une macération prolongée des préparations dans lesquelles s'opère la séparation de la couche épidermique formant le bourrelet gingival d'avec la gouttière qui le renferme, comme l'ont démontré Kölliker et Kollmann ;

Que les follicules naissent de la bande épithéliale de Kölliker ou de la lame épithéliale de Legros et Magitot, dépendant du même bourrelet épithélial ; qu'ils naissent sur le prolongement de la lamelle épithéliale primitive de Tomes ; il n'en est pas moins constant que, tous ces auteurs sont d'accord sur ce fait que *la première molaire permanente naît dans les mêmes conditions que les dents caduques*, tandis que les deuxième et troisième molaires permanentes naissent chacune du cordon de la molaire qui la précède, c'est-à-dire dans les mêmes conditions que les dents de remplacement ;

D'où cette conclusion, suivant nous toute naturelle, que la dent de six ans, ayant une origine exactement semblable à celle des dents caduques, ne peut pas, au point de vue de sa genèse, être rangée parmi celles qui portent le mom de *dents permanentes*.

Anatomie descriptive et rôle physiologique de la dent de six ans.

A l'âge de cinq ans, un enfant est muni de ses dents de lait, au nombre de vingt. De cinq à six ans chez les uns, de six à sept chez les autres, il se montre au fond des mâchoires, de chaque côté des deux arcades dentaires, une dent qui peut rester dans la bouche, non seulement pendant la chute des dents caduques et leur remplacement, mais encore pendant l'éruption de celles qui seront situées derrière elle et aussi pendant le reste de l'existence, *si des circonstances plus ou moins imprévues ne doivent pas en amener la perte.* C'est la première grosse molaire permanente, première multicuspidée permanente, dent de cinq ans, et mieux *dent de six ans.*

Dans la bouche d'un adulte dont les arcades dentaires sont complètes, cette dent est située au sixième rang en partant de la ligne médiane, immédiatement après la deuxième bicuspidée, entre cette dent et la deuxième multicuspidée permanente. Abstraction faite des incisives médiane et latérale, de chaque côté, elle occupe à peu près le milieu de chaque branche de l'arcade, c'est-à-dire que l'espace situé entre elle et l'incisive latérale et occupé par la canine et les deux bicuspidées est à peu près égal à celui qui est occupé par les deux dernières multicuspidées.

La forme de sa couronne est celle d'un cube. A la mâchoire supérieure, c'est la plus grosse des molaires. Sa couronne est armée de quatre ou cinq cuspides, et sa face linguale, moins large que la buccale, présente entre ces deux cuspides un sillon qui se continue jusqu'au collet. Ses racines sont au nombre de trois, séparées ou quelquefois réunies, dont l'une divergente, plus grosse, plus longue, est située en dedans, et dont les deux autres, rapprochées et comme accouplées, sont situées en dehors. La plus longue des deux est celle qui est placée près de la deuxième bicuspidée.

A la mâchoire inférieure, la couronne de la première multicuspidée est surmontée de cinq cuspides, deux linguales et trois buccales, dont la plus petite est située tout à fait à la partie postéro-buccale de la dent. Sa face buccale est le plus souvent creusée d'une petite cavité naturelle et son collet est très étranglé, comme celui, du reste, de la première multicuspidée supérieure. Les deux racines sont volumineuses. L'antérieure, c'est-à-dire celle qui est placée près de la seconde bicuspidée, est plus grosse, plus aplatie et plus profondément sillonnée que la postérieure.

La cavité pulpaire des premières multicuspidées est relativement plus considérable que celle des autres molaires, et bien que la dent de six ans, à mesure que l'on avance dans la vie, soit toujours plus âgée de six ou de douze ans que la deuxième multicuspidée et la dent de sagesse, ses canaux pulpaires restent toujours relativement plus considérables, ou mieux, sont plus lentement obstrués par la dentine que ceux des autres molaires petites ou grosses ; ce qui tient probablement, ainsi que nous le dirons plus loin, à ce que cette dent est moins dense que les autres dents permanentes.

Quant au rôle physiologique de la dent de six ans, il peut être résumé en trois points :

1ᵉ Limiter la partie de l'arcade maxillaire occupée par les dents de lait pendant la période de leur remplacement par les dents permanentes correspondantes ;

2° Maintenir l'articulation des mâchoires à la hauteur voulue pendant ce remplacement ;

3° Servir à la mastication pendant la chute des dents de lait.

Reprenons ces trois points :

Comme la dent de six ans a presque toujours achevé son éruption avant le commencement du remplacement des dents de lait ; comme ce remplacement ne commence habituellement que vers sept ans pour se terminer entre douze et treize ans, c'est-à-dire à l'époque où la deuxième multicuspidée permanente achève son éruption, il s'ensuit que la première multicuspidée se trouve placée, entre les dents de lait et l'espace qu'occuperont les molaires postérieures, comme une borne, un obstacle destiné à empêcher, d'une part, la deuxième bicuspidée d'empiéter sur la partie postérieure de l'arcade maxillaire et, d'autre part, la deuxième multicuspidée d'empiéter sur la partie antérieure de cette arcade. Elle oblige ces dents, à mesure qu'elles accomplissent leur éruption, à distendre, à agrandir l'arcade maxillaire, ce qui est une des conditions du bon arrangement de la denture.

La partie antérieure de l'arc maxillaire doit, en effet, s'agrandir dans des proportions assez considérables, puisque toutes les dents de remplacement, moins la deuxième bicuspidée, sont plus volumineuses que les dents de lait correspondantes et que le surplus de volume de la deuxième multicuspidée caduque ne peut être comparé à l'excès de grosseur des incisives et canines permanentes par rapport à leurs correspondantes caduques. Nous ne parlons pas de la première bicuspidée ni de la première molaire de lait, qui ont à peu près le même diamètre, d'une face contiguë à l'autre, et qui, par conséquent, ne changent rien aux conditions d'espace.

Quant à la partie postérieure de l'arcade, elle se développe à mesure que se montrent les deux multicuspidées permanentes postérieures.

C'est du moins ainsi que les choses se passent quand la dentition s'accomplit d'une manière normale, lorsque les dents sont de bonne qualité et ont toutes chances de rester telles ; nous verrons bientôt qu'il en est rarement ainsi.

Il nous semble inutile d'insister sur le rôle que jouent les premières multicuspidées permanentes au point de vue du maintien de la hauteur de l'articulation. Il est évident que, pendant le remplacement des molaires caduques et avant que la première bicuspidée et, à son défaut, la dent de douze ans n'ait achevé son éruption, si la dent de six ans n'existait pas, la hauteur de l'articulation serait incertaine, les dents antagonistes pourraient porter à faux les unes sur les autres, selon le degré d'avancement de l'éruption des bicuspidées, et qu'enfin la mastication serait fort difficile ; ce qui arrive, du reste, lorsque l'on est obligé d'extraire *en temps inopportun* les dents de six ans, pour quelque motif que ce soit.

Enfin, pendant que les canines et les molaires de lait sont ébranlées et sur le point de tomber, ou bien lorsqu'elles ont opéré leur chute avant l'apparition des dents permanentes correspondantes, ou bien encore avant que les premières bicuspidées n'aient atteint toute leur hauteur, elles seules servent à l'enfant pour broyer les aliments un peu résistants, jusqu'à ce que les dents de douze ans et les deuxièmes bicuspidées aient achevé leur éruption.

D'où cette conclusion que, au point de vue physiologique, la dent de six ans est d'une utilité extrême *depuis son éruption jusqu'à l'achèvement de l'éruption des dents voisines*, époque à laquelle nous croyons pouvoir démontrer que sa présence, dans un grand nombre de cas, est moins utile et souvent même nuisible ; qu'en un mot, elle constitue *un organe de transition entre les dents caduques et les dents permanentes*, et que, par suite, une fois son rôle accompli, il ne faut pas redouter outre mesure son extraction, lorsque les circonstances l'exigent.

Fréquence de la carie de la dent de six ans et de la dent de sagesse.

Mais, avant d'aborder la question même de l'opportunité de cette extraction, il est un point qui la domine et sur lequel nous devons appeler l'attention : c'est la fréquence extrême de la carie d'abord de la dent de six ans, puis de la dent de sagesse.

Voici ce que nous avons constaté à l'hospice des Enfants Assistés de Paris, en sept ans, de 1863 à 1870 :

Sur 1000 enfants de neuf à douze ans des deux sexes, dont nous avons visité la bouche dans ce laps de temps, c'est-à-dire sur 4000 dents de six ans, 2957 étaient atteintes de carie plus ou moins profonde, ce que l'on peut facilement vérifier en parcourant notre statistique.

HOSPICE DES ENFANTS ASSISTÉS.

1000 SUJETS (GARÇONS OU FILLES INDISTINCTEMENT) DE 9 A 12 ANS.

BOUCHES.				
à 4 dents de 6 ans cariées.	à 3 dents de 6 ans cariées.	à 2 dents de 6 ans cariées.	à 1 dent de 6 ans cariée.	à dents de 6 ans intactes.
410	298	155	113	24

En multipliant chaque nombre de bouches par le nombre correspondant de dents cariées, on trouve :

$$\left.\begin{array}{r} 410 \times 4 = 1640 \\ 298 \times 3 = 894 \\ 155 \times 2 = 310 \\ 113 \quad\;\; = 113 \end{array}\right\} = 2957$$

Soit environ 74 pour 100.

Mais, pourrait-on objecter, cette statistique vraie pour les enfants assistés, c'est-à-dire pour des enfants qui sont généralement d'une mauvaise constitution, scrofuleux, anémiques, dans une profonde misère physiologique et à qui les soins de toute espèce ont fait défaut, ne doit certainement pas être applicable aux enfants élevés dans l'aisance? Eh bien, c'est une erreur, car si, en regard de cette statistique, nous mettons celle que nous avons faite dans notre clientèle de ville, de 1872 à 1880, c'est-à-dire dans une clientèle où les enfants, s'il était permis de s'exprimer ainsi, sont plutôt trop soignés que pas assez et se trouvent dans des conditions parfaites d'alimentation, nous voyons que la proportion des dents de six ans cariées chez ces enfants est encore un peu plus forte que chez les enfants assistés, bien que la différence soit cependant assez peu sensible.

Sur 600 bouches de neuf à douze ans, c'est-à-dire sur 2400 dents de six ans, 1784 étaient atteintes de carie, soit plus de 74 pour 100.

Voici comment est répartie cette statistique :

CLIENTÈLE DE VILLE.

600 SUJETS (GARÇONS OU FILLES INDISTINCTEMENT) DE 9 à 12 ANS.

BOUCHES.				
à 4 dents de 6 ans cariées.	à 3 dents de 6 ans cariées.	à 2 dents de 6 ans cariées.	à 1 dent de 6 ans cariée.	à dents de 6 ans intactes.
281	128	101	74	16

$$\text{Soit } 281 \times 4 = 1124$$
$$128 \times 3 = 384$$
$$101 \times 2 = 202$$
$$74 = 74$$
$$\left.\right\} = 1784$$

C'est-à-dire 74,33 pour 100.

C'est là le fait brut indiqué par des chiffres recueillis avec soin, du moins tel que nous l'avons observé à Paris, le seul endroit où nous ayons eu l'occasion de faire ces recherches.

Et si, maintenant, au lieu d'avoir affaire à des bouches de neuf à douze ans, nous portons notre examen sur des bouches de personnes ayant passé la cinquantaine, c'est-à-dire de personnes dont l'éruption des dents permanentes se faisait à une époque où l'unique remède à la carie dentaire était pour ainsi dire l'extraction, nous trouvons un résultat plus surprenant encore.

Il est rare d'y trouver des dents de six ans, ou, s'il en reste, elles sont obturées ou cariées, ce qu'il est facile de constater par la statistique suivante (¹) :

CLIENTÉLE DE VILLE.

100 SUJETS (HOMMES OU FEMMES) DE 55 A 65 ANS.

BOUCHES				
à 4 dents de 6 ans absentes.	à 3 dents de 6 ans absentes.	à 2 dents de 6 ans absentes.	à 1 dent de 6 ans absente.	à 4 dents de 6 ans intactes.
	Les dents de 6 ans restantes sont intactes ou obturées			
41	31	17	11	2

Soit sur 400 dents de six ans

$$41 \times 4 = 164$$
$$31 \times 3 = 93$$
$$17 \times 2 = 34$$
$$11 = 11$$
$$\left.\right\} \text{ 302 dents extraites,}$$

c'est-à-dire 75 ½ pour 100.

(¹) Nous devons faire observer que cette statistique est une des cinq que nous avons faites pour cette démonstration, et que nous en avons toujours éliminé les bouches atteintes de pyorrhée alvéolo-dentaire généralisée ayant pu amener l'ébranlement et la chute des dents.

Il y a donc là un fait pour nous indiscutable : la dent de six ans se carie dans les proportions de 74 à 75 pour 100, et c'est ce fait avec lequel nous pensons qu'il faut compter pour le bon arrangement et la conservation des autres dents.

Après la dent de six ans, la dent qui se carie le plus fréquemment est la dent de sagesse, et nous dirons bientôt quelle relation existe entre la présence ou l'absence de la dent de six ans et la carie ou l'intégrité de la troisième multicuspidée.

Puis viennent par ordre de fréquence de carie, les dents de douze ans, les bicuspidées, les incisives grandes et petites et enfin les canines.

Mais nous n'avons pas à nous étendre ici sur la fréquence de la carie de ces dernières dents, nous devons nous borner à ce qui concerne la dent de six ans et, après elle, la dent de sagesse.

Nous savons parfaitement que les statistiques que nous venons de donner ne sont pas absolument d'accord avec celles de plusieurs de nos confrères auxquelles nous avons pu les comparer. Il est vrai que les points à démontrer n'étant pas absolument les mêmes, les rapports étaient assez difficiles à établir. Y avait-il diversité de pays, de milieux de clientèle, etc.? Nous ne pouvons le dire, mais ce que nous pouvons affirmer, c'est que, depuis bientôt vingt-cinq ans que nous nous occupons de tout ce qui a trait à la carie de la dent de six ans et de la dent de sagesse, toutes les statistiques que nous avons faites concernant ce sujet ont donné des résultats à peu près identiques. Nous croyons donc devoir nous y tenir.

Causes de la fréquence de la carie de la dent de six ans.

Mais quelles sont les causes de la fréquence de la carie de la dent de six ans?

Il y en a quatre principales, spéciales à cette dent :

1° Sa densité plus faible que celle des autres dents permanentes;

2° La configuration extérieure de sa couronne;

3° L'acidité constante des liquides de la bouche pendant le remplacement des dents de lait;

4° Le voisinage de la deuxième molaire de lait, presque toujours détériorée longtemps avant sa chute.

D'après le docteur Galippe (¹), la densité de la dent de six ans
est plus grande que celle des dents de lait, mais *moins considérable* que celle des autres dents permanentes; or, comme, d'après
cet auteur, la résistance des dents à la carie varie chez un même
individu avec les différentes espèces de dents, suivant qu'elles
sont plus ou moins denses, il s'ensuit que le coefficient de résistance à la carie de la dent de six ans moins dense est moindre
que celui des autres dents permanentes dont la densité est plus
grande.

Au point de vue de la configuration extérieure, chacun sait que
les sillons qui se trouvent sur la face broyante de la dent de six
ans, entre les cuspides, sont pour ainsi dire dépourvus d'émail, ou
bien sont le siège de fissures entre petits îlots d'émail, d'où facilité d'altération de la dent; il en est de même du point buccal ou
petite cavité plus ou moins profonde qui se trouve naturellement
sur la face buccale des dents de six ans de la mâchoire inférieure
et du sillon de la face linguale des premières multicuspidées
supérieures, qui, partant de l'interstice des deux cuspides, aboutit
au collet; trous ou sillons qui, en somme, deviennent des récep-
tacles pour les détritus alimentaires. Or, comme les enfants ne
nettoient que peu leurs dents et, dans certaines classes de la
société, abusent des bonbons, fondants, caramels, etc., et surtout
du chocolat sec, il en résulte que ces débris alimentaires se logent
dans toutes les anfractuosités dentaires qu'ils rencontrent, y
séjournent, s'y acidifient et y produisent les ravages inhérents
à l'action des acides sur les dents.

Mais, au moment du remplacement des dents, ce ne sont pas
seulement les fissures ou les cavités naturelles des dents qui
donnent prise à l'acidité; il y a encore, à cette époque, une autre
cause plus puissante de cette acidité, ce sont les interstices que
les dents caduques branlantes laissent, jusqu'à leur chute, entre
elles et la gencive, interstices où s'infiltrent et séjournent des
parcelles alimentaires qui y fermentent rapidement. De plus, les
dents caduques cariées que l'on ne se donne pas la peine d'obturer,
soit que l'on regarde en ces cas l'opération comme inutile, soit

---

(¹) Dʳ GALIPPE. — *Recherches sur les propriétés physiques et la constitution chimique des dents*. Paris, 1886.

qu'on la néglige, deviennent autant de foyers d'infection, et il s'ensuit dans toute la bouche une réaction générale acide bien facile à constater avec le papier de tournesol.

Quant à l'action délétère de la carie de la deuxième molaire de lait sur la dent de six ans, elle n'a jamais été mise en doute par personne.

Il suffit, en effet, pour en avoir la preuve, d'extraire une deuxième molaire caduque cariée sur sa face contiguë postérieure pour voir presqu'à coup sûr la face contiguë correspondante de la dent de six ans plus ou moins affectée.

Causes de la fréquence de la carie de la dent de sagesse.

Nous avons dit plus haut qu'après la dent de six ans, c'est la dent de sagesse qui se carie le plus fréquemment. Eh bien, cette proposition admise par presque tous les dentistes est vraie et cependant ne l'est pas toujours, et voici comment :

Comme, à notre avis, le fait est absolument dépendant, dans la plupart des cas, de la présence des dents de six ans dans les bouches à arcades trop petites pour contenir toutes les dents, nous croyons devoir, dès à présent, donner l'explication de cette fréquence.

A l'époque de l'éruption des dents de douze ans, toutes les dents de remplacement, moins cependant les deuxièmes bicuspidées, sont en place. La dent de douze ans a donc plus de chances de résister à la carie que la dent de six ans puisque les causes d'acidité de la salive que nous avons indiquées n'existent pour ainsi dire plus ; mais il n'en est pas de même pour la dent de sagesse.

A la mâchoire inférieure, par exemple, lorsque, par suite de la présence de toutes les autres dents permanentes au moment de l'éruption de la troisième multicuspidée, la mâchoire se trouve trop petite pour contenir toutes les dents et que la dent de sagesse, serrée entre la dent de douze ans en avant et la branche montante du maxillaire en arrière, ne peut pas faire son éruption d'une manière normale, il se passe un phénomène fort important au point de vue de la santé de cette dent. Sa couronne, qui ne peut émerger complètement, ne montre encore que ses deux cuspides antérieures et les huit dixièmes de sa face broyante restent recouverts d'une languette de chair qui agit à la façon d'un couvercle, et cela pendant trois mois, six mois, un an et même davantage. Or, pendant tout ce temps, il existe entre la dent et l'opercule de chair un réceptacle plus ou moins considérable pour les débris alimentaires qu'aucun lavage ne parvient à en expulser, d'où fermentation acide, destruction de l'émail et carie.

A la mâchoire supérieure, le fait est le même, mais le mécanisme est différent. La dent de sagesse a toujours de la place pour accomplir son évolution, puisque rien ne la gêne en arrière ; mais, dans les conditions d'arcade dentaire trop petite, au lieu de sortir verticalement, elle sort obliquement, sa face broyante plus ou moins tournée en arrière. D'où il résulte une position vicieuse grâce à laquelle les aliments, s'introduisant plus facilement entre la dent de sagesse et la dent de douze ans, s'accumulent dans l'interstice interdentaire, y séjournent, s'y acidifient et ont une action délétère sur les deux dents contiguës, action toujours plus puissante sur la dent de sagesse que sur sa voisine, pour la raison suivante :

La dent de sagesse, dans ces cas, n'a relativement que des racines faibles, courtes et souvent réunies en une seule, et comme elle n'est appuyée en arrière sur aucune autre dent, elle cède à la pression des aliments, s'ébranle, s'écarte pour les laisser passer, se déchausse, se décolle de la pointe de gencive interdentaire et laisse ainsi entre elle et cette gencive un espace toujours rempli de débris alimentaires et presque impossible à bien nettoyer. C'est là, en effet, qu'est le lieu d'élection de la carie.

D'où nous pouvons tirer cette conclusion que la dent de sagesse, lorsque son éruption est gênée par un manque de place provenant soit du peu de longueur relative de l'arcade dentaire, soit du volume trop considérable des autres dents par rapport à cette longueur, est le plus souvent cariée ; conclusion qui se trouve corroborée par cette seconde proposition qu'il nous reste à exposer, à savoir : que si la dent de six ans a été extraite (et nous verrons plus loin pourquoi nous disons la dent de six ans et non pas une autre) et que si, par suite de cette extraction, la dent de sagesse a eu la place suffisante pour faire son éruption, alors celle-ci, se trouvant par cela même à l'abri des causes de détérioration que nous avons indiquées, se carie fort rarement.

Les deux statistiques suivantes, faites, il y a une dizaine d'années (en 1875), suffisent certainement pour en démontrer le bien fondé :

CLIENTÈLE DE VILLE.

100 BOUCHES (HOMMES OU FEMMES INDISTINCTEMENT) DE 25 A 30 ANS.

DENTS DE SIX ANS EN PLACE, BONNES, OBTURÉES OU CARIÉES.	COTÉ GAUCHE.		COTÉ DROIT.	
	DENTS de sagesse cariées.	DENTS de sagesse saines.	DENTS de sagesse cariées.	DENTS de sagesse saines.
Mâchoire inférieure.......	73	27	71	·29
Mâchoire supérieure......	62	38	57	41

CLIENTÈLE DE VILLE.

100 BOUCHES (HOMMES OU FEMMES INDISTINCTEMENT) DE 25 A 30 ANS.

DENTS DE SIX ANS ABSENTES.	COTÉ GAUCHE.		COTÉ DROIT.	
	DENTS de sagesse cariées.	DENTS de sagesse saines.	DENTS de sagesse cariées.	DENTS de sagesse saines.
Mâchoire inférieure.......	16	84	13	87
Mâchoire supérieure......	10	90	11	89

La dent de sagesse est la dent de remplacement de la dent de six ans.

Appuyé sur ces chiffres et, nous pouvons ajouter, sur les observations moins précises, il est vrai, mais constantes d'une expérience de vingt-cinq ans, nous croyons pouvoir émettre cette opinion que la dent de sagesse, bien qu'elle ne vienne pas dans l'espace même qu'occupait la dent de six ans avant son extraction, et bien qu'elle soit séparée de cet espace par la dent de douze ans, n'en est pas moins, *au point de vue pratique*, la dent de *remplacement de la première molaire permanente presque fatalement vouée à la carie.*

Conditions d'extraction de la dent de six ans.

Il nous reste maintenant à indiquer les conséquences pratiques que l'on peut tirer des considérations que nous venons de développer, c'est-à-dire les conditions d'extraction de la dent de six ans.

Nous allons passer rapidement en revue les principales :

Mais commençons par vider une question dont la solution est évidente *a priori*. Lorsque les dents de lait sont de bonne qualité, lorsqu'elles tombent en leur temps, sans être cariées, lorsque les dents de six ans sont bien conformées et leur face broyante bien saine, lorsque les mâchoires paraissent être de dimensions suffisantes pour contenir toutes les dents permanentes, lorsqu'enfin les arcades dentaires ont une conformation normale, c'est-à-dire lorsque la supérieure est à plein cintre et non en ogive alors que l'inférieure est une ellipse d'un diamètre convenable, il est bien évident, et nous insistons sur ce point, qu'à moins de circonstances tout à fait exceptionnelles, *il ne peut être question dans une pareille bouche d'extraction de la dent de six ans.*

Mais, il ne faut pas s'y tromper, ces cas privilégiés sont fort rares; et bien plus fréquents sont ceux où les dents caduques, très serrées les unes contre les autres, ne laissent aux dents de remplacement qu'une place insuffisante pour se ranger, où les molaires de lait se carient rapidement et tombent en détritus après avoir provoqué abcès sur abcès, et où la dent de six ans se carie quelques mois, un an, deux ans après son éruption et réclame les secours de l'art.

Ces derniers cas sont les seuls qui doivent nous occuper ici, et nous allons indiquer les circonstances principales où il est vraiment rationnel de pratiquer l'extraction de la dent de six ans.

C'est d'abord la carie de cette dent, puis le redressement des dents dans certaines bouches de conformation vicieuse et à éruption dentaire anormale.

1º La carie dentaire.

En thèse générale, on peut dire que, lorsqu'une dent de six ans est affectée de ce genre de carie, molle, blanchâtre, envahissante, qui rend les tissus dentaires semblables à de la craie, alors que les autres dents semblent saines et avant que la dent de douze ans n'ait achevé son éruption, il est préférable de l'extraire que de la conserver.

En effet, en l'extrayant à temps, la deuxième multicuspidée envahit peu à peu sans se pencher en avant la moitié de la place qu'elle occupait et la deuxième bicuspidée l'autre moitié, de telle sorte que l'interstice ne prend pas une forme en queue d'aronde. Il ne reste bientôt plus d'espace vide, les autres dents se desserrent, leur position se régularise et la dent de sagesse accomplira correctement son évolution.

Que si, à cet âge, au lieu de l'extraire, on l'obture soi-disant définitivement, il est rare que l'obturation, quelque habileté et quelque soin que l'on ait mis à la pratiquer, tienne longtemps. Bientôt l'émail qui entoure l'obturation se désagrège, la carie continue ses ravages et l'obturation s'échappe en masse. Il ne faut d'ailleurs pas, lorsque la pulpe a été dénudée, songer à extirper cette pulpe et à nettoyer à fond les canaux pulpaires, il est fort difficile, en effet, de ne pas déterminer, en pratiquant cette opération sur cette dent, une périostite alvéolo-dentaire avec abcès et fistule consécutive.

On pourrait presque ériger en principe, bien qu'il y ait cependant des exceptions, qu'une dent de six ans qui se carie entre huit et onze ans, quelque soin que l'on prenne pour la conserver, se carie de nouveau peu à peu, soit autour de l'obturation déjà faite, soit en d'autres endroits, et se trouve par cela même vouée à une destruction certaine.

Que si encore elle se détériorait seule, il n'y aurait que demi-mal, mais c'est qu'il n'en est pas ainsi. Se carie-t-elle sur sa face contiguë antérieure? Comme la carie, malgré les soins les plus méticuleux, n'en continue pas moins ses ravages, il est presque certain que la deuxième bicuspidée s'altérera par voie de contact. Se carie-t-elle sur sa face contiguë postérieure? c'est la deuxième multicuspidée qui, grâce au même mécanisme, se prendra à son tour.

On aura donc ainsi trois dents malades au lieu d'une; ce que l'on aurait à coup sûr évité pour deux, si l'on avait sacrifié à temps la première malade, c'est-à-dire la dent de six ans.

2° Le redressement des dents dans certaines bouches.

Au point de vue du redressement des dents dans certaines bouches à éruption dentaire anormale ou mal conformées, il est une règle dont nous ne nous départons jamais parce qu'elle est le fruit d'une longue expérience, c'est la suivante :

Tout redressement qui ne demande qu'un mois, deux mois, trois mois au maximum, non seulement pour *être obtenu* mais encore *pour être maintenu, sans extraction adjuvante de dents*, peut et doit être fait à l'aide d'appareils de redressement seuls. Ce temps est rarement suffisant pour amener la détérioration des dents qui servent de point d'appui ou de soutien aux appareils.

Tout redressement au contraire qui ne peut *être obtenu et maintenu en moins de trois mois*, au moyen d'appareils, *sans extraction adjuvante*, si le sacrifice d'une ou deux dents (bicuspidée ou multicuspidée) peut faire rentrer ce redressement dans le cas précédent, doit être facilité à l'aide de cette ou de ces extractions.

Les appareils, en effet, qui séjournent dans la bouche plus de trois mois, sont pernicieux pour les dents de soutien, soit à cause de la traction ou de la pression exercée sur ces dents, soit *et surtout à cause de la malpropreté de la plupart des enfants* qui, à cet âge, ne prennent pas soin de leur bouche.

Cela dit, et ici nous revenons à notre sujet, lorsqu'un redressement exige une ou plusieurs extractions, nous nous faisons fort de démontrer que c'est la ou les dents de six ans qu'il vaut mieux extraire.

Il y a un grand nombre de praticiens qui soutiennent qu'en laissant agir la nature seule ou en ne l'aidant que par l'extraction des dents de lait dont la chute ne s'opère pas à mesure qu'apparaissent les dents de remplacement, et en laissant celles-ci (pourvu toutefois qu'elles ne viennent pas en rotation) se placer d'elles-mêmes, il y a huit chances sur dix pour qu'à un moment donné le redressement s'effectue grâce aux efforts seuls de la nature.

Nous ne partageons pas leur avis, et nous sommes convaincu que si, comme nous l'avons fait pendant plus de vingt ans à l'hospice des Enfants assistés, ils avaient été à même de suivre l'éruption des dents dans un nombre considérable de bouches non ou mal soignées, ils changeraient d'opinion.

Dans ces conditions, en effet, et presque dans la moitié des cas, les dents permanentes se rangent mal, ou plutôt il se trouve dans chacune de ces dentures une ou plusieurs dents placées hors rang, sans qu'elles y puissent revenir d'elles-mêmes, soit qu'une des dents antérieures de la mâchoire supérieure passe en arrière des dents du bas, lors du rapprochement des mâchoires, soit qu'une incisive et plus souvent une canine de la mâchoire inférieure emboîte en avant les dents du haut.

Dans ces cas et dans bien d'autres, nous pensons qu'il y a mieux à faire qu'à laisser la nature agir seule.

Il ne faut pas non plus, comme l'enseignait autrefois Miel, dentiste fort connu à Paris, agir toujours en sens inverse, déblayer la place et sacrifier prématurément presque toutes les dents de lait, pour permettre aux dents de remplacement d'évoluer tout à l'aise.

Ce moyen ne vaut pas mieux que le précédent, bien qu'il ait cependant l'avantage de maintenir propre la bouche des enfants, et par suite, d'éviter dans de certaines limites, la carie des dents permanentes, il faut, par une saine appréciation des circonstances, savoir prendre un juste milieu, suivre attentivement les phénomènes du remplacement et agir au moment voulu.

Supposons, et c'est là un cas assez fréquent, une bouche étroite, à voûte palatine en ogive, à dents de lait d'un volume restreint par rapport à celui des dents de remplacement et très serrées, comment faut-il agir, au moment du remplacement?

A la mâchoire inférieure, si les deux incisives médianes permanentes poussent de face, en arrière des incisives caduques correspondantes qui ne sont qu'à peine ébranlées, il faut extraire ces dernières.

Un peu plus tard, les deux incisives latérales permanentes

sortent derrière les deux caduques correspondantes, mais, au lieu de se présenter de face, elles se présentent plus ou moins en coin, c'est-à-dire plus ou moins de profil; que faut-il faire? sacrifier immédiatement les incisives caduques et aussi, *quoique prématurément, les deux canines de lait.* C'est, en effet, le seul moyen de permettre le redressement naturel et sans appareil des deux incisives permanentes (¹).

Il faudrait agir suivant la même règle si une ou deux incisives médianes, au lieu de se présenter de face comme nous l'avons supposé, se présentaient de profil, c'est-à-dire sacrifier immédiatement les deux latérales caduques. Tant que les incisives permanentes se montrent bien de face, quelque loin que ce soit en arrière, il est inutile et même nuisible de faire le sacrifice des caduques voisines, la nature trouvant toujours, dans ces cas, à moins d'une étroitesse exceptionnelle de la mâchoire, le moyen d'opérer en temps voulu la régularisation.

Quel sera l'effet de ces extractions prématurées?

La première bicuspidée, qui fait presque toujours son éruption avant la canine permanente, aura une tendance à envahir la place laissée vide par l'extraction de la canine caduque, ce qui, lors de l'apparition de la canine permanente, produira nécessairement une surdent. Que si, dans ce cas, comme la canine permanente fait son éruption avant la deuxième bicuspidée, l'on extrait prématurément la deuxième molaire de lait, il arrivera forcément que la première bicuspidée, au lieu d'envahir l'espace laissé libre par l'extraction de la canine de lait, se dirigera en arrière vers la dent de six ans. D'où cette règle que, *si l'on a été obligé, pour régulariser l'incisive latérale, d'extraire la canine de lait voisine, il faut, pour empêcher la première bicuspidée de prendre la place de cette canine, sacrifier très prématurément la deuxième molaire de lait et fournir ainsi à la première bicuspidée un espace libre vers lequel la poussée de la canine permanente l'obligera à se diriger.*

C'est le moyen le plus sûr, le plus facile, le plus court et le moins dangereux pour les autres dents, d'arriver à la régularisation des huit dents antérieures, ce qui, d'après les lois de l'Esthé-

---

(¹) Il ne faut d'ailleurs pas oublier que la rotation des incisives inférieures, sans le sacrifice des dents voisines, est une des opérations les plus difficiles du redressement des dents.

tique dentaire la plus élémentaire, est de la plus haute impor-
tance. Quant aux dents du fond de la bouche, nous verrons bientôt
que leur bon arrangement n'est pas plus malaisé à obtenir.

A ce moment la mâchoire se trouve donc garnie pour chaque
moitié, ou du moins pour celle qui a été opérée :

1° Des deux incisives ;

2° De la première bicuspidée arrivée presqu'à sa longueur et
se dirigeant vers la place laissée libre par l'extraction de la
deuxième molaire de lait ;

3° De la canine qui ne montre encore que sa pointe ;

4° De la dent de six ans.

Nous allons bientôt arriver au moment critique de la régularisation. La deuxième multicuspidée permanente ou dent de
douze ans va se montrer et un peu après la deuxième bicuspidée,
l'une en arrière, l'autre en avant de la dent de six ans.

Mais l'espace destiné à la deuxième bicuspidée a été envahi
aux trois quarts par la première bicuspidée, et la deuxième bicuspidée se dirige en dedans, rarement en dehors ; d'autre part la
dent de six ans n'est pas de bonne qualité, elle est piquée,
cariée (74 à 75 pour 100), ou bien elle a été soignée et obturée ;
n'est-il pas rationnel en pareille occurrence d'extraire cette dent ?

La place qu'elle va laisser sera bientôt envahie, moitié par la
deuxième bicuspidée, moitié par la dent de douze ans, et s'il
reste pendant quelque temps encore un petit vide entre les deux,
il sera comblé plus tard, grâce à la poussée exercée sur la dent
de douze ans par l'évolution de la dent de sagesse.

Nous avons supposé que la dent de six ans était cariée, parce
que c'est le cas le plus fréquent ; mais elle peut ne pas l'être,
et, en pareil cas, que conviendrait-il de faire ? Il y a deux
solutions :

1° Ou l'extraction de la première bicuspidée, c'est la *solution
classique* ;

2° Ou et tout aussi bien l'extraction de la dent de six ans ; mais
dans ce cas nous n'y tenons pas absolument, la première solution étant d'un effet plus rapide. Nous voulons seulement insister
sur cette règle pour nous presque invariable que, dans des
bouches du genre de celle dont nous parlons, lorsque la régularisation de la denture exige un sacrifice de dent, c'est toujours

celui de la dent de six ans, *lorsqu'elle est cariée ou seulement piquée*, qu'il convient de faire.

Tout ce que nous venons de dire se rapporte à la mâchoire inférieure; quelle est maintenant la conduite à suivre pour la mâchoire supérieure?

Les grandes incisives de remplacement peuvent se montrer en avant ou en arrière du plan des dents temporaires. Si elles sortent en avant, il suffit d'extraire les incisives caduques correspondantes, elles se rangeront d'elles-mêmes ; si elles sortent en arrière et menacent de descendre en arrière des incisives antagonistes de la mâchoire inférieure, il faut sacrifier prématurément les deux incisives latérales temporaires. Immédiatement les deux grandes incisives, sans le secours d'aucun appareil, ou à la rigueur aidées par l'effet d'un simple plan incliné, gagneront la position normale.

Mais bientôt les incisives permanentes latérales vont se montrer; si elles sortent en avant, bien de face et ne soulèvent pas trop la lèvre, rien à faire, il faut attendre; mais si les surdents sont trop prononcées en avant, si elles sont en rotation, ou bien si elles sortent tellement en arrière qu'il y ait lieu de craindre la difformité indiquée plus haut pour les grandes incisives, alors il faut sacrifier immédiatement les deux canines temporaires, et l'on retombera dans le cas de la mâchoire inférieure ; c'est-à-dire que la *première molaire de lait* étant sur le point de tomber, il faudra sacrifier immédiatement d'abord *la deuxième molaire de lait*, de manière à ce que la première bicuspidée se dirige plutôt de son côté que du côté de la canine, puis plus tard, comme solution définitive de l'arrangement de la denture, la dent de six ans.

C'est là une méthode qui, judicieusement suivie, ne nous a jamais donné que des succès relativement faciles, alors que les autres, que nous avons à peu près toutes essayées, nous ont demandé bien plus de temps et ont entraîné bien plus de difficultés et d'ennuis, sans donner de résultats plus satisfaisants.

Cet exemple que nous avons choisi comme type, dans le but de démontrer l'opportunité de l'extraction de la dent de six ans, pour la régularisation de la denture dans certaines formes de bouche, suffit largement pour la motiver; mais il est nombre d'autres cas où elle est tout aussi bien indiquée.

Ainsi, dans la protrusion de la mâchoire inférieure, la suppression des dents de six ans à cette mâchoire non seulement aide singulièrement à la régularisation de la denture mais encore, ce qui n'est pas moins important, la maintient au moment de l'éruption des dents de sagesse; de même dans les cas de volume trop considérable des dents d'une mâchoire par rapport au volume de celles de l'autre; de même dans bien d'autres encore qu'il serait trop long d'énumérer et que le dentiste expérimenté sait facilement reconnaître, et, pour tout dire en un mot, dans tous ceux où l'extraction d'une ou plusieurs dents est indiquée comme favorable au bon arrangement des dents.

Époque d'élection de l'extraction de la dent de six ans.

Mais quel est le moment précis où cette opération doit être faite pour que l'on en puisse tirer tous les bénéfices possibles? Il est facile à déduire des considérations émises plus haut sur le rôle physiologique de la dent de six ans.

C'est celui où les dents de douze ans n'étant pas encore sorties ou ne l'étant encore qu'imparfaitement, *les premières bicuspidées* ont atteint toute leur longueur et peuvent remplir deux des rôles de la dent de six ans : le maintien de la hauteur de l'articulation et l'accomplissement de la mastication.

Plus tôt elle nuit à ces deux fonctions; plus tard elle laisse un vide que la sortie de la dent de sagesse sera impuissante à combler entièrement.

C'est dire implicitement qu'il convient de conserver le plus possible la dent de six ans, jusqu'à cette époque d'élection de son extraction, et que lorsqu'elle est atteinte de carie, presque dès son apparition, il faut la soigner et l'obturer provisoirement, de manière à lui permettre *de remplir le mieux possible son rôle de dent de transition.*

Tels sont les faits et déductions qu'il nous a paru utile de consigner dans ce Mémoire à l'appui de notre manière de voir au sujet de l'extraction de la dent de six ans; mais, en terminant, nous ne croyons peut-être pas dépourvu d'intérêt de revenir sur nos pas dans la carrière, et de rappeler comment, il y a bientôt vingt-cinq ans, nous avons été amené à porter spécialement notre attention sur cette dent.

Au commencement de notre carrière, deux faits nous frappaient continuellement lors de l'examen de la bouche de nos clients, faits qu'avait aussi remarqués le Dr Delabarre, mais sans en tirer de conséquences importantes. Nous observions que les personnes âgées à cette époque de trente à quarante ans étaient dépourvues de leurs premières grosses molaires qui leur avaient été, disaient-elles, enlevées dès leur jeune âge, mais que les autres dents étaient presque toujours de bonne qualité; tandis que nos jeunes clients de quinze à vingt ans qui avaient conservé leurs dents de six ans, que ces dents fussent bonnes ou détériorées, avaient généralement le reste de leur denture en mauvais état. Il nous vint à l'idée qu'il y avait corrélation entre ces deux ordres de faits et nous fîmes des recherches dans ce sens.

La raison en était tout simplement que, une vingtaine d'années avant notre entrée dans la profession, le seul traitement appliqué aux dents cariées douloureuses était, à très peu d'exceptions près, l'extraction, et que, comme la dent de six ans n'était pas meilleure alors que de nos jours, c'était toujours elle qui était supprimée. Il n'y avait, en effet, plus de carie de contact pour la dent de douze ans ou la deuxième bicuspidée; il n'y avait plus de carie généralisée provenant de l'acidification de la salive causée elle-même par la carie de la dent de six ans, espèce de cercle vicieux dont la santé de la denture a peine à sortir intacte; en un mot les autres dents moins serrées s'arrangeaient convenablement, la dent de sagesse était saine, et, en définitive, la santé de la bouche n'en était que meilleure.

Tandis que, à l'époque où nous commençâmes à exercer l'art du dentiste, la mode, qui sévit aussi bien en dentisterie qu'en toute autre chose, voulait que l'on ne fît plus aucune extraction.

C'était, disait-on, une opération barbare, et le dentiste qui avait eu la mauvaise idée d'en faire une n'était plus *qu'un arracheur de dents!*

Il fallait à tout prix les *plomber*, les conserver *toutes*, dussent-elles être entièrement reconstruites. Or, comme les procédés d'obturation ou mieux les opérateurs ne valaient pas alors, à part quelques remarquables exceptions, ce qu'ils valent aujourd'hui, il résultait *de la conservation quand même de toutes les dents*, des dégâts considérables dans la bouche des pauvres patients.

C'était l'ère des abcès, des fluxions et des têtes enveloppées du foulard traditionnel!

Ce fut alors que, nous rendant parfaitement compte que la saine voie devait être entre les deux extrêmes, nous revînmes à l'extraction des dents de six ans, non pas à l'extraction quand même, mais à l'extraction motivée et basée sur les principes rationnels que nous avons exposés dans ce Mémoire.

Février 1887.

FIN

Paris. — Imp. Gauthier-Villars, 55, quai des Grands-Augustins.

63

Paris. — Imp. Gauthier-Villars, 55, quai des Grands-Augustins.